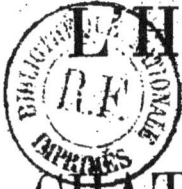

L'HYGIÈNE

A CHATEAU-LANDON

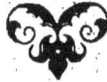

FONTAINEBLEAU

MAURICE BOURGES, IMPRIMEUR BREVETÉ

32, rue de l'Arbre-Sec, 32

—

1905

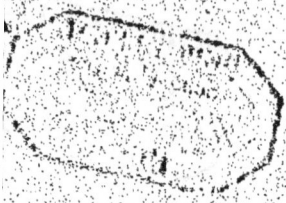

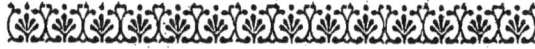

L'HYGIÈNE A CHATEAU-LANDON

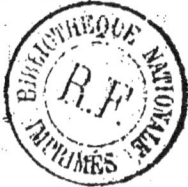

—

C'était sous le règne de la Terreur. Le pays était épuisé par les réquisitions de toutes sortes, que le comité de Salut public ne cessait d'ordonner dans toutes les communes, pour subvenir aux besoins des armées de la République. Cependant on n'y allait pas par quatre chemins lorsqu'il s'agissait de la santé publique et de l'application du maximum dans la vente des denrées alimentaires, et de tout ce qui concernait les besoins des citoyens.

Le corps municipal de Château-Landon qui n'entendait pas être regardé comme suspect, et traité comme tel, n'hésitait pas à prendre les mesures les plus révolutionnaires pour assurer le respect des lois et veiller à leur exécution. Indépendamment du comité de surveillance installé pour la réglementation des affaires en général, les perquisitions, les dénonciations, les arrestations, des commissaires spéciaux étaient nommés pour certaines affaires particulières, par exemple : la réglementation des viandes de boucherie. Le comité de surveillance ayant reconnu des abus dans la qualité des marchandises et dans les prix de vente, en informa la municipalité qui prit de suite la délibération suivante :

Ce jourd'hui vingt-six nivôse, l'an 2ᵉ de la République, une et indivisible (15 janvier 1794).

Le corps municipal, vu l'arrêté de l'administration du district de Nemours du 22 de ce mois, qui porte : 1° Le prix des viandes sera fixé provisoirement ainsi qu'il suit, savoir : le bœuf quinze sols la livre, le veau douze sols, la vache et le mouton dix sols ; 2° pour éviter qu'il ne se commette d'abus dans la vente des différentes viandes, porte aussi comme mesure de police générale, que nul boucher ne pourra faire l'abat d'une bête à corne, sans au préalable avoir prévenu la municipalité de sa commune, qui en fera connaitre l'espèce par un commissaire, et ce, sous peine de confiscation de leurs viandes, d'être regardé comme suspect, et traité comme tel. Nomme les citoyens Marc-Antoine Fouquin et Charles Meny père, tous deux notables, pour recevoir les déclarations des bouchers de cette commune et constater chaque jour l'espèce de leurs viandes et faire exécuter strictement les mesures de police ci-dessus; lesquels ont accepté et promis de remplir cette mission avec exactitude, et ont signé.

Et arrête que copie de la présente sera remise à chaque boucher indépendamment de la publication dudit arrêté.

Fait à la maison commune de Chateau-Landon, les jour, mois et an que dessus.

Signé : Picard, maire; Gaillard, agent national; Bidault, Courtois, Fouquin, Meny; Duliepvre, secrétaire-greffier.

Cependant les bouchers, malgré les mesures prises par l'administration municipale et la surveillance des commissaires, trouvaient encore le moyen de tromper les citoyens, tant sur la qualité des marchandises vendues, que sur les prix de vente; la vigilance de la police aurait été souvent mise en défaut sans le concours des citoyens eux-mêmes, qui avaient le double intérêt à faire exécuter le règlement et à toucher la prime accordée aux dénonciateurs.

Le 3 ventôse (24 février 1794), procès-verbal est dressé contre le citoyen Alexandre Thibault, boucher, et Marie-Jeanne Delouche, sa femme, demeurant à Château-Landon, pour avoir non seulement acheté du nommé Rodde, manœuvre au Ponceau, commune de Scéau, et abattu dans leur boucherie une vache prête à jeter veau, mais encore vendu partie du veau mort-né, provenant de ladite vache, particulièrement à la femme de Pierre Pasquet, de Mezinville.

Cette affaire est appelée devant le tribunal de police. L'agent national soutient l'accusation et demande condamnation. Les époux Thibault exposent que s'ils avaient acheté la vache en question et s'ils l'avaient abattue et débitée, ce n'était pas dans l'intention de contrevenir à l'arrêté du district, mais parce qu'ils étaient absolument sans marchandise pour subvenir aux besoins pressants des malades et de leurs pratiques; qu'ils avaient vendu une partie du veau parce qu'il était très sain et dans la vüe d'obliger les citoyens pauvres; mais que, dorénavant, ils se conformeraient aux lois et arrêtés des autorités constituées.

Le tribunal, considérant que lesdits Thibault et sa femme ont contrevenu aux lois et arrêtés en achetant et abattant une vache prête à jeter veau, sans avoir obtenu un certificat de la municipalité, et en vendant et débitant partie du veau mort-né, condamne lesdits Thibault et sa femme solidairement à 4 livres 10 sols d'amende.

**

Le 12 ventôse (2 mars 1794), le citoyen
Abel Pommier, boucher à Château-Landon,
est dénoncé par le citoyen André-Eloi Paysant,
demeurant à Toury, commune de Nargis, à
qui il a vendu six livres de viande vache,
à raison de 15 sols la livre, quoiqu'elle soit
fixée à 10 sols. Pommier paraît devant le
corps municipal, devenu le tribunal révolu-
tionnaire; il explique que la marchandise
vendue était du bœuf. Le tribunal commet un
expert, lequel reconnaît que Pommier n'a pas
tué de bœuf depuis plus de douze jours et
qu'il n'aurait pu garder chez lui une viande
dans la crainte qu'elle ne se gâtât. Le tribunal, considérant que les raisons alléguées
par ledit Pommier sont dépourvues de toute
probabilité, le déclare suspect et le condamne
à payer audit Paysant le double de la valeur
de la marchandise vendue, conformément à
l'article 7 de la loi du 27 septembre dernier;
ce qu'il a fait en présence du tribunal en
donnant la somme de 9 livres 15 sols audit
Paysant qui reconnaît l'avoir reçue.

**

Le 5 floréal (25 avril 1794), procès-verbal
est dressé en la maison du citoyen Yves-

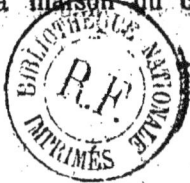

Joseph Lamy à l'occasion d'une vache morte
de maladie, qui a été débitée et vendue,
ainsi qu'il est constaté et détaillé plus au
long par ledit procès-verbal. Le corps municipal, réuni en séance permanente, arrête que
ledit procès-verbal sera envoyé à la municipalité de Fontainebleau, où demeure le citoyen Pouzot, qui a acheté ladite vache.

Cette affaire est retournée à la municipalité de Château-Landon pour être jugée, et le
3 prairial (23 mai 1794), l'an deux de la République française, une et indivisible, a été
rendu le jugement suivant :

Entre l'agent national de cette commune,
demandeur, d'une part.

Et Jean François Valentin Faulle, manœuvre, Anne Trouvé sa femme ; Mari Abel Pommier, boucher ; Yve Joseph Lamy, marchand
de bois, Marguerite Denis sa femme et Claire
Lamy, leur fille, domiciliés en cette commune,
tous défenseurs, d'autre part, et comparants
en personne sur les mandements qui leur ont
été aujourd'huy donné par le corps municipal,
excepté Claire Lamy qui n'est comparu ni
personne pour elle ; après que l'agent national
a été entendu, qu'il eut fait lecture du procès
verbal dressé par le corps municipal le 5 floréal dernier et qu'il a conclu à ce que les défenseurs soient solidairement condamnés à
soixante dix livres d'amende et au tiers de
leurs contributions mobilières résultant de

leurs contravention et infraction à la loi, 1°en faisant par lesdits Faulle et sa femme tuer chez eux une vache attaquée de maladie, par ledit Pommier qui s'y est prêté et qui l'a dépouillée et coupée par quartiers. 2° En recevant, par lesdits Lamy, sa femme et sa fille, chez eux, les quatre quartiers de ladite vache, sauf une épaule, et les vendant et livrant au citoyen Pouzot, boucher à Fontainebleau, quelques jours avant la rédaction du dit procès verbal, et par ce moyen d'avoir cherché toutes les occasions de soustraire ladite vache à la vigilance du corps municipal, puisque ladite vache a été tuée, dépecée, portée de chez ledit Faulle chez ledit Lamy et vendue nuitamment comme il est constaté par ledit procès-verbal.

Le tribunal de police municipale faisant droit sur les conclusions dudit agent national, condamne les défenseurs ci dessus dénommés solidairement à la somme de soixante dix livres par forme de restitution pour, par lesdits Faulle et sa femme, avoir fait assommer chez eux dans les premiers jours du mois dernier, une vache malade par ledit Pommier, l'avoir ensuite portée et déposée chez lesdits Lamy, sa femme et sa fille, et par ces derniers vendu et livré au citoyen Pouzot, boucher à Fontainebleau, et par ce moyen d'avoir cherché à nuire à la santé des citoyens qui en auraient mangé, leur fait défense de récidive sous plus grande peine et pour l'avoir fait en choisissant plutôt la nuit que le jour afin de se soustraire à la vigilance de la police ainsi qu'il résulte du procès verbal sus daté. Les condamne pareillement à une amende du tiers de leurs contributions mobilières conformément

à la loi relative à l'organisation de la police
municipale du 22 juillet 1791 (vieux stile) article 20, aux payements desquelles sommes ils
seront contraints par voie de droit.

Ainsi jugé et prononcé au tribunal de police municipal de la commune de Chateau
Landon, l'audience tenante par nous, Armand,
maire, Picard, Gaillard, Courtois et Boulmier,
officiers municipaux, en la maison commune
de Chateau Landon, les dits jour, mois et an
que dessus. (Suivent les signatures.)

**

Faire partie du comité de surveillance
n'était pas toujours une fonction facile et
agréable, et cependant il ne fallait pas défail-
lir, sous peine de suspicion de la part de
l'agent national, qui savait rappeler à l'ordre
ceux qui, par négligence ou par bonté d'âme,
se laissaient attendrir. C'est probablement
pour ce motif que le lendemain même du
jugement ci-dessus (4 prairial) les citoyens
Marc-Antoine Fouquin et Charles Meny, qui
avaient été nommés commissaires des viandes,
dans la séance du 26 nivôse, venaient décla-
rer qu'il y avait assez longtemps qu'ils exer-
çaient leurs fonctions et qu'il était juste de
les remplacer. Mais là n'était point le véri-
table motif de leur démission, car le corps
municipal fait observer « que les dits com-

» missaires ne mettaient pas toute l'activité
» et l'exactitude nécessaires à leurs places,
» et qu'il était instant de les remplacer par
» deux autres citoyens plus vigilents et plus
» stricts. Après en avoir délibéré il nomme
» pour remplacer les dits citoyens Fouquin
» et Meny et pour remplir les fonctions qui
» leur avait été différées, les citoyens Jacques
» Ardilly et Pierre Frederic Calle, lesquels
» ont déclaré qu'ils adheraient au choix qui
» venait d'être fait de leurs personnes et ont
» juré de remplir avec toute la surveillance
» possible leur mission et mériter en plus la
» confiance du corps municipal. »

Tels nos candidats d'aujourd'hui aux fonctions municipales, qui font toujours les plus belles promesses, et qui, une fois installés, ne s'occupent plus de rien du tout, si ce n'est de tirer profit de la situation qui leur est faite au mieux de leurs intérêts, avec cette différence néanmoins qu'à cette époque il fallait ou se soumettre, ou se démettre. Il n'y avait pas de milieu. Maintenant c'est tout différent, les membres des commissions étant bien installés dans leurs fonctions, y dorment du sommeil des justes, jusqu'à ce que de nouvelles élections les rappellent à la réalité.

Il serait assez difficile de se rendre un compte exact de la situation des tueries à une époque où Château-Landon commençait à renaître de ses cendres; mais à en juger par ce qui existe encore aujourd'hui, ce devait être quelque chose comme ces charniers d'équarrisseurs où tous les débris provenant de l'abatage des bêtes gisaient dans la cour, sur le fumier, dans des trous infects, dont le trop plein des eaux s'épandait un peu partout, puisqu'il n'y avait alors ni ruisseaux dans les rues, ni conduites d'eau.

Mais il faut dire aussi que le nombre des bêtes de boucherie tuées dans ces établissements n'atteignait peut-être pas le quart de la consommation actuelle, et qu'il est plus que probable que le comité de surveillance était tout aussi sévère sur la tenue de ces tueries, qu'il l'était sous le rapport de la qualité et des prix de vente des marchandises.

*

Si depuis quelque quarante ans, la ville de Château-Landon, qui n'était alors qu'un cloaque, a vu ses rues, ruelles et places publiques déblayées, nivelées, redressées ou élargies; si des trottoirs ont été établis avec des caniveaux pavés et des conduites pour l'écoulement des eaux; si les habitations ont été restaurées avec devantures devant les magasins et maisons de commerce; si en un mot le vieux *Landonis-Castra* tend chaque jour à se mettre à la mode, les tueries sont restées à très peu près ce qu'elles ont toujours été : des lieux d'infection pour les quartiers au milieu desquels elles sont situées.

Faut-il en incriminer les bouchers ? Sont-ils les seuls coupables ? S'ils se sont toujours opposés à l'établissement d'un abattoir municipal, comme cela existe dans toutes les villes qui se respectent, c'est qu'ils ont tout intérêt à rester libres chez eux et à cacher ce qui ne doit pas être vu du public. Mais l'administration municipale n'est-elle pas encore bien plus coupable de toujours promettre, la veille des élections, l'établissement de cet abattoir, de n'en rien faire, et pendant qu'elle ferme les yeux sur cet état de choses, le public, bon enfant, se bouche le nez en maugréant tout bas, et tout se borne à des réflexions plus ou moins tendres envers les bouchers et les administrateurs.

La mauvaise nature du sol sur lequel sont établies ces tueries et leurs dépendances; le manque d'eau nécessaire à leur lavage; l'écoulement forcé dans les ruisseaux et les égouts de la ville, du trop-plein des jus des fumiers sur lesquels sont jetées toutes les

matières provenant de l'abatage des animaux
et qui répandent dans leur parcours une
odeur infecte, nauséabonde et insupportable,
quels que soient les soins que les bouchers
puissent apporter à leur enlèvement hors la
ville; toutes ces considérations peuvent-elles
plaider les circonstances atténuantes en fa-
veur des bouchers?

Et l'administration municipale, quels motifs
peut-elle invoquer pour se justifier aux yeux
des habitants?

En 1794, on avait le droit de tout faire, à
la condition de se soumettre aux lois et
règlements; quiconque dérogeait à cette
règle était immédiatement livré au tribunal
qui, sur-le-champ, le rappelait sévèrement à
l'ordre. La morale était à l'ordre du jour.

Aujourd'hui, à Château-Landon, c'est tout
le contraire : la liberté, c'est la licence. Les
lois et règlements, on s'en moque. Une police
municipale à Château-Landon! Mais d'où
sortez-vous donc? Sachez donc bien qu'ici les
bouchers n'ont aucune surveillance, qu'ils
sont entièrement libres de tenir leurs établissements comme bon leur semble; qu'ils
tuent tout ce qui leur coûte le meilleur mar-
ché, non seulement les vieilles vaches mai-
gres, usées, mais encore, ce qui est plus
grave, des animaux malades, qu'une police

très sévère devrait envoyer à l'équarisseur ou faire enfouir très profondément.

Pour remédier à cet état de choses, il faut nécessairement, et sans plus tarder, que l'administration municipale prenne la ferme résolution d'établir un abattoir communal et supprime toutes les tueries qui existent en ville; qu'un règlement sévère pour l'abatage des animaux et la police de l'abattoir soit établi, et qu'un inspecteur assermenté soit désigné pour la vérification des viandes avant leur sortie de l'abattoir.

Ce sera déjà un grand pas de fait dans la voie des mesures hygiéniques qu'il est urgent de prendre dans l'intérêt de la santé publique. Il ne faut pas attendre qu'une épidémie envahisse la ville pour se décider à faire, ce qui aurait dû être fait depuis longtemps, et ce qui existe maintenant dans les plus petites localités qui ont le sentiment de l'amour-propre.

***

La plupart des puits de la ville sont à sec ou contaminés; les sources sont taries; la rivière est empoisonnée. Il y a là une question capitale qu'il s'agit de résoudre. Dans tous les pays civilisés chaque citoyen doit

avoir de l'eau à sa disposition. Pourquoi
Château-Landon n'imiterait-il pas Recloses,
La Chapelle-la-Reine, Aufferville, pour ne
citer que quelques communes de l'arrondis-
sement, qui ont compris que l'eau est de pre-
mière nécessité, et qui n'ont reculé devant
aucun sacrifice pour se la procurer. L'eau
est indispensable comme le pain, comme la
viande saine. L'hygiène doit être la plus grande
occupation d'une administration municipale.
Aussi lorsqu'elle aura réalisé le programme
promis depuis si longtemps, lorsqu'une police bien faite aura empêché de jeter les or-
dures dans les bouches d'égout et de laisser
croupir des eaux sales dans les ruisseaux ;
lorsqu'elle aura mis de côté toutes ces ques-
tions politiques et personnelles qui sont au-
tant de discorde et de division dans le pays;
lorsqu'enfin elle aura fini avec toute cette
polémique fastidieuse qui donne une si triste
idée de l'esprit qui l'anime, pour ne s'occuper
que du mandat qui lui est confié, c'est alors,
mais alors seulement, qu'ayant bien mérité
de ses concitoyens, il lui sera délivré des
éloges et des rubans.

AMEN.

Château-Landon, ce 20 octobre 1905.

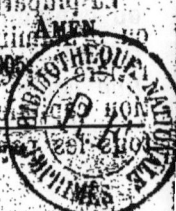

FONTAINEBLEAU. — MAURICE BOURGES, IMP.

www.ingramcontent.com/pod-product-compliance
Lightning Source LLC
Chambersburg PA
CBHW050406210326
41520CB00020B/6480